APFELESSIG

Das natürliche Wundermittel für Gesundheit & Schönheit in der täglichen Praxis

TORBEN BELITZSCH

Hinweis

Sämtliche Inhalte dieses Ratgebers wurden anhand von anerkannten Quellen recherchiert und mit hoher Sorgfalt geprüft. Dennoch ist dieses Buch kein Ersatz für medizinische oder professionelle Beratung und Betreuung. Der Autor haftet nicht für nachteilige Auswirkungen, die in direktem oder indirektem Zusammenhang mit den Inhalten dieses Buches stehen.

Torben Belitzsch

c/o AutorenServices.de

König-Konrad-Str. 22

36039 Fulda

INHALT

EINLEITUNG: VORWORT

SEKTION 1: DIE WIRKUNG VON APFELESSIG FÜR IHRE GESUNDHEIT

SEKTION 2: ABNEHMEN MIT APFELESSIG

SEKTION 3: KÖRPERPFLEGE MIT APFELESSIG

SEKTION 4: WEITERE CLEVERE ANWENDUNGEN VON APFELESSIG IM ALLTAG

SEKTION 5: STELLEN SIE IHREN EIGENEN APFELESSIG SELBER HER

SEKTION 6: REZEPT MIT APFELESSIG

FAZIT: APFELESSIG IST EIN TAUSENDSASSA!

EINLEITUNG: VORWORT

Schon seit Generationen schätzt man die heilende Wirkung von Apfelessig.

Ganz gleich ob Sie abnehmen möchten, mit Ihrer Haut Probleme haben, etwas gutes für Ihre Verdauung tun möchten, oder als natürliche Alternative zum herkömmlichen Reinigungsmittel, Apfelessig ist in vielerlei Hinsicht ein Multitalent.

Essig ist aus unserer heutigen Zeit nicht mehr wegzudenken. Man verfeinert damit Salate und Soßen, konserviert Gemüse, und es ist der Essig, der Fleisch oft erst zart und geschmackvoll macht. Es gibt jedoch noch viele weitere Anwendungsmöglichkeiten wo der Essig uns das Leben vereinfacht. Im Haushalt beim Geschirrspülen, als Putzmittel und als Waschmittel für die Wäsche kann Essig zum Einsatz kommen. In den letzten Jahren erlebt jedoch insbesondere der Apfelessig ein fulminantes Comeback.

Besonders als Naturheilmittel schätzen Viele seine hervorragende Wirkung. Gegen Glieder- und Kopfschmerzen soll er genauso helfen wie gegen Verdauungsstörungen. Grund hierfür ist der hohe Gehalt an Nährstoffen und die antioxidative Wirkung. Diese machen den Apfelessig zum perfekten Heilmittel für eine ganze Reihe von Anwendungen.

Im Folgenden zeige ich Ihnen wofür sie Apfelessig alles benutzen und einsetzen können und was ihn so wertvoll macht.

WAS IST APFELESSIG

Apfelessig entsteht aus Apfelwein der aus frisch gekelterten Apfelsaft durch Gärung entsteht. Die zugesetzten Hefen verwandeln den Zucker der Äpfel unter Luftabschluss in Alkohol. Wenn der Apfelwein nun warm und offen gelagert wird, werden die Alkohole von den Bakterien in Essigsäure umgewandelt. Fertig ist der Apfelessig. Ein naturbelassenes Produkt welches ohne irgendwelche Zusätze lange haltbar ist. Der Essig kann manchmal etwas heller, manchmal etwas dunkler sein, und sieht von seiner Färbung aus wie Apfelsaft.

GESCHICHTE

Apfelessig gilt als altes Hausmittel zur Vorbeugung und Behandlung unterschiedlicher Beschwerden. Bereits die alten Römer, die alten Germanen und die alten Ägypter haben Apfelessig für sich entdeckt und nutzten dieses Wundermittel für viele Anwendungsgebiete.

Zum Beispiel haben die alten Ägypter Apfelessig als Schönheitsprodukt verwendet. Sie schrieben dem Essig also eher eine schönheitsfördernde Wirkung zu. Sie haben sich damit gepflegt und gebadet, wurden mit Apfelessig massiert und sogar eine Art Essigbier, genannt „Hequa", war bei den Ägyptern sehr beliebt.

Ein paar tausend Jahre später haben Gelehrte festgestellt, dass der Apfelessig auch eine heilende Wirkung hat. Im Mittelalter hat man sich vor der Pest mit Apfelessig geschützt. Indem man Essigwasser getrunken hat, um die antibakterielle Wirkung des Apfelessigs zu nutzen, versuchte man dieser Krankheit entgegenzuwirken. Außerdem wurde die Wundheilung beschleunigt indem man betroffene Körperstellen mit Apfelessigwasser betupft hat.

Selbst Hildegard von Bingen, eine bedeutende Benediktinerin und Universalgelehrte, hat den Apfelessig als hilfreiches Mittel für die Darmreinigung angepriesen.

Christoph Kolumbus soll auf seinen Seefahrten bereits Fässer mit Apfelessig mitgeführt haben, um seine Mannschaft vor Skorbut zu schützen, und Hippokrates, der Begründer der Medizinwissenschaften und der berühmteste Arzt der Antike, behandelte damit schon vor 2.400 Jahren.

Wie Sie sehen, hat Apfelessig prägende historische Wurzeln in der Medizin und Heilkunde und ist bis heute ein Allheilmittel für innere und äußere Anwendungen.

ARTEN DES APFELESSIGS

Es gibt eine Vielzahl an verschiedenen Variationen an Apfelessig zu kaufen. Am besten kauft man Apfelessig im Bioladen bzw. Reformhaus. Hier bekommt man hochwertigere Sorten, welche aus ganzen Äpfeln gewonnen werden und denen keine chemischen Zusätze hinzugefügt wurden sind.

In der traditionellen Herstellung werden meist säuerliche Apfelsorten aus Bio-Anbau verwendet. Um zu prüften ob der Apfelessig eine gute Qualitätsstufe hat, checkt man am besten das Flaschenetikett. Ein Vermerk auf dem Etikett, dass die verarbeiteten Äpfel aus biologischem Anbau stammen und nur ganze Äpfel verwendet wurden, deutet auf eine hochwertige Sorte hin. Auch darf der Alkoholanteil nur maximal 0,2 Prozent betragen. Ein natürlicher Bio-Apfelessig hat in der Regel einen Säureanteil von maximal 5 Prozent. Achten Sie auf das Biosiegel. Dadurch können Sie sicher sein, dass die Einhaltung der Standards und Auflagen eingehalten wurden.

Die Herstellung von Apfelessig beginnt mit dem Saft der Äpfel, der durch Entsaften gewonnen wird. Danach werden

Bakterienkulturen und Hefe hinzugefügt, um die Fermentation in Gang zu setzen. Anschließend wird der Zucker in dem Apfelmost in Alkohol umgewandelt und später, in einem zweiten Gärungsprozess, entsteht der Essig. Dies geschieht durch sogenannte Essigbakterien (Acetobacteraceae). Der saure Geschmack des fertigen Apfelessigs wird durch die Essig- und Apfelsäure hervorgerufen und verleiht dem gesunden „Wunderessig" den unverkennbaren Geschmack.

Wird hingegen der Apfelessig industriell produziert, werden nur Apfelreste verarbeitet und die Essigsäure wird künstlich zugesetzt. Zudem wird der künstliche Apfelessig bei der Herstellung pasteurisiert, der Bio-Apfelessig hingegen unterläuft keiner Pasteurisierung. Die Trübung ist dadurch wesentlich geringer und ist auch um einiges länger haltbar. Die Pasteurisierung hat aber einen entscheidenden Nachteil. Der Essig wird so stark erhitzt, dass die wichtigen und wertvollen Inhaltsstoffe nur noch zu einem geringeren Anteil vorhanden sind als in biologisch hergestellten Apfelessig.

Achten Sie auf jeden Fall auf diese Unterschiede. Nur so können Sie sicherstellen, alle Eigenschaften des Apfelessigs für Ihre Gesundheit zu nutzen. Bio-Apfelessig enthält auch die wertvolle Essigmutter. Die Wirksamkeit der Essigmutter für Ihre Gesundheit ist ebenso wie der reine Apfelessig nicht zu unterschätzen.Häufig wird die Essigmutter als Hausmittel gegen Erkältungskrankheiten und Gelenkschmerzen eingesetzt. Essigmutter enthält alle wichtigen Nährstoffe und Enzyme, die den Apfelessig so wertvoll machen. Die Essigmutter ist eine weiche, gallertartige Masse aus Essigsäurebakterien. Sind diese nützlichen Bakterien in hoher Anhäufung vorhanden, können diese im Apfelessig als dunkle Schlieren sichtbar werden. Die Essigmutter ist trotz des seltsamen Aussehens harmlos und kann unbedenklich genossen werden.

Letztendlich gilt folgendes: mit der natürlichsten Art von Apfelessig erreicht man das beste Ergebnis. Wenn man die Vorzüge des reinen Apfelessigs nutzen möchte, kann man seinen Apfelessig auch selber herstellen. Bei der eigenen Herstellung hat man die Sicherheit, dass keine Konservierungsstoffe, Pestizide oder Chemikalien enthalten sind. Wie man Apfelessig selber herstellen kann beschreibe ich im Buch in Sektion 5.

SEKTION 1: DIE WIRKUNG VON APFELESSIG FÜR IHRE GESUNDHEIT

ANWENDUNG FÜR DIE GESUNDHEIT

Wie Sie schon aus der Einleitung entnehmen konnten leistet Apfelessig einen wertvollen Beitrag für unsere Gesundheit. Er ist sowohl für innere als auch für äußere Anwendungen einsetzbar. Er leistet in vielen Bereichen einen positiven Nutzen, von der Prävention von Krankheiten über verschiedene Therapiemöglichkeiten bis hin zur Körperpflege.

Apfelessig versorgt den Körper mit wichtigen Spurenelementen, Mineralstoffen, Enzyme und verschiedenen Vitaminen. Er enthält Vitamin A, B1, B2, B6, Vitamin C und E, Beta-Carotin, sowie die Mineralstoffe und Spurenelemente Natrium, Kalium, Calcium, Magnesium, Phosphat, Eisen, Fluor, Jod und Zink, Kupfer, Selen. Er unterstützt und regt den Stoffwechsel an, stärkt das Gewebe und hält es schön geschmeidig und ist sehr entschlackend für den Körper. Vor allem auf den Magen, aber auch die restlichen Verdauungsorgane wie die Bauchspeicheldrüse, die Leber, als wichtigstes Entgiftungsorgan, hat Apfelessig eine heilende Wirkung. Apfelessig ist in der Lage Heißhungerattacken zu bändigen und es hält sogar Ihren gesunden Blutzucker- und Cholesterinspiegel im Gleichgewicht. Und das 100% natürlich! Außerdem ist er eine sehr sparsame Methode zur Gesunderhaltung. Eine Flasche Bioapfelessig kostet ca. 1,50 - 2,00 Euro.

Um sich also in ganzer Linie etwas Gutes zu tun, darf ich Ihnen empfehlen hoch dosiert Apfelessig zu sich zu nehmen.

Zu beachten ist jedoch Folgendes: Trinken Sie Apfelessig nie pur, da durch die hohe Säurekonzentration der Magen gereizt werden könnte. Bei empfindlichem Magen sollten Sie darauf achten, ihn auch nicht verdünnt auf leeren Magen zu trinken. Außerdem könnte man bei empfindlichen Magen versuchen, Apfelessig in Kapselform zu verwenden. Sollten die gesundheitlichen Beschwerden trotz der Behandlung mit Apfelessig auch nach einigen Tagen nicht verschwinden oder sich wenigstens gebessert haben, sollten Sie einen Arzt oder Heilpraktiker aufsuchen.

Es ist wissenschaftlich bewiesen, dass Apfelessig all das enthält, was auch unseren geliebten Apfel so gesund macht.

Nicht umsonst hat sich das Sprichwort „One apple a day keeps the doctor away“ in unsere Köpfe eingebrannt und soll uns suggerieren das wir fit und gesund bleiben, wenn wir auch nur einen Apfel am Tag essen.

Angeblich sind 30 verschiedene Vitamine, Mineralstoffe und Spurenelemente in einem Apfel enthalten. Bis in die späten 80er Jahre mag dass tatsächlich noch möglich gewesen sein. Mittlerweile haben wir etliche Studien die uns zeigen, dass in den Lebensmitteln nicht mehr das enthalten ist was eigentlich rein gehört. Allein am Beispiel des Apfels ist das enthaltene Vitamin C von 1988 bis heute um achtzig Prozent gesunken. Nur das Vitamin C!

Wie Sie merken, kann ein Apfel am Tag allein nicht mehr ausreichend sein.

Es gibt Gott sei Dank eine Form des Apfels die bis heute noch das hält was sie verspricht. Und die Rede ist natürlich vom Apfelessig. Wie ist es möglich, dass der Apfelessig mehr Wirkstoffe enthält als in der Urform des Apfels? Dies lässt sich mit der Gärung erklären. Hierbei gesellen sich noch weitere, wichtige Substanzen hinzu, die im frischen Apfel nicht enthalten sind, so zum Beispiel Tannin (eine Gerbsäure in Tee und Rotwein), Bioflavonoide (ein Pflanzenschutzstoff, schützen sie vor schädlichen Umwelteinflüssen), Fermente (Enzyme) und organische Säuren wie Essig-, oder Zitronensäure.

Dazu kommt, dass viele Personen, die an einer Unverträglichkeit gegenüber Äpfeln leiden (Stichwort: Fruktose Intoleranz), den Apfelessig besser vertragen, was an der Herstellung und der Verarbeitung begründet liegt. Es gibt viele gesunde Naturprodukte die für unseren Organismus einen positiven Nutzen haben.

Apfelessig aber stellt aufgrund seiner vielseitigen und effektiven Wirkung in Sachen Gesundheit die meisten anderen Naturprodukte in den Schatten. Wissenschaftler in aller Welt sind fasziniert von der Wirkung des Apfelessigs. Es ist bewiesen und bekannt, dass Apfelessig wirkt, doch was genau die Wirkung ausmacht, ist bis heute noch nicht erklärbar. Daher spricht man oft vom „Geheimnis des Apfelessigs“.

Was bewirkt nun Apfelessig im Einzelnen. Hierzu folgende nachgewiesene Punkte:

- Er versorgt unseren Organismus mit vielen lebensnotwendigen Mineralstoffen, Spurenelementen, Vitaminen

- Er macht das Blut fließfähiger - wichtiger Baustein für unser Blut
- Strafft das Gewebe und hält es geschmeidig
- Er verbessert die Leistung der Nieren und Leber
- Verhindert die Ausbreitung von Fäulnisbakterien im Darm
- Er kurbelt den Stoffwechsel an
- Er stärkt unser Immunsystem
- Er fördert die Wundheilung, da entzündungshemmend
- Er verzögert den Alterungsprozess
- Er wirkt entschlackend und entgiftend
- Er erfrischt, vitalisiert und hat eine leistungssteigernde Wirkung und führt damit zu mehr Energie
- Er reguliert den Cholesterinspiegel
- Hält den Blutzuckerspiegel im Zaun
- Er lindert Asthma
- Ist Balsam für unsere Nerven und hilft bei Gedächtnisschwäche

- Er beugt Verkalkungen vor
- Schützt vor Osteoporose
- Hausmittel zur Unterstützung der Schwangerschaft
- Wirkt sich positiv auf Herz-Kreislauf aus
- Hilft bei Diabetes
- Er lindert Muskelschmerzen

Es ist schon bemerkenswert das durch die Wirkstoffe im Apfelessig all diese Beschwerden positiv beeinflusst werden können.

Ich selber konnte feststellen, dass sich durch die regelmäßige Einnahme von Apfelessigwasser am Morgen meine Leistungs- und Konzentrationsfähigkeit um Einiges gesteigert werden konnte.

Über Nacht verliert der Körper Flüssigkeit und dieses Defizit muss wieder ausgeglichen werden. Deswegen ist morgens nach dem Aufstehen das Trinken besonders wichtig. Um gleich zwei Fliegen mit einer Klappe zu schlagen, schafft man den Flüssigkeitsausgleich mit dem Wasser, zusammen mit den wichtigen Mineralstoffen und Vitaminen aus dem Apfelessig. Dies bringt dem Körper gerade am Morgen die Energie für einen gesunden Start in den Tag.

Also ergänzen Sie ihren morgendlichen Kaffee um ein großes Glas Apfelessigwasser. Weiterhin können Sie ihren verdünnten Apfelessig um einen Teelöffel Honig verfeinern. Der Verzehr dieses Heilmittels am Morgen, auf nüchternen Magen, versorgt Sie mit Energie, ermöglicht zudem eine

Alkalisierung (Erhöhung des pH-Werts) des Körpers und verschafft ihnen ein Schutzschild gegen Krankheiten. Die zahlreichen Nährstoffe kurbeln hunderte Prozesse im Körper an und helfen den pH-Wert auszugleichen. Der pH-Wert im Blut sollte zwischen 7,35 und 7,45 liegen. Steigt oder fällt dieser Wert, kann Apfelessig dabei helfen, den Wert zu regulieren. Apfelessig sorgt also damit für einen ausgeglichenen Säure-Basen-Ausgleich, wichtig damit der menschliche Körper perfekt funktionieren kann. Eine zu hohe Säurebelastung hat sich laut vieler Studien zu einer Hauptursache für die Entstehung von chronischen Krankheiten und sogar Krebs herausgestellt.

Lassen Sie mich im Folgenden auf einige der oben aufgelisteten Punkte detaillierter eingehen, um Ihnen zu zeigen wie hilfreich dieses Heilmittel für sie sein kann.

UNTERSTÜTZUNG DER NIEREN UND LEBER

Apfelessig enthält eine Säure, die für die Nieren vorteilhaft ist. Im Grunde erscheint dies widersprüchlich, da der Körper ja nicht übersäuert sein sollte. Trotzdem fördert der Apfelessig die Verdauung und hilft, zu entgiften und zu reinigen. Die Nieren tragen einen Großteil dazu bei, dass die Ausscheidung von Giftstoffen, zum Beispiel Abbauprodukte aus dem Eiweißstoffwechsel, aus dem Körper funktionieren kann. Außerdem wird die Regulierung des Wasser- und Elektrolythaushalts und der pH-Wert im Blut durch die Nierenfunktion gesteuert. Dies sind nur einige der vielen Funktionen, die die Nieren zu einem wichtigen Bestandteil für die Regelung im Körper übernehmen. Apfelessig kann dazu beitragen diese wichtige Regulierungsfunktion in den Nieren positiv zu beeinflussen. Genauso gut wie für die Nieren trägt Apfelessig dazu bei, die Leberfunktion zu unterstützen. Apfelessig gehört zu den hilfreichsten Lebensmitteln gegen die Fettleber. Er hilft, das angehäufte Fett in der Leber abzutransportieren und unterstützt die gesunde Funktion der Leber. Apfelessig hilft außerdem, Entzündungen in der Leber zu reduzieren und beugt der Bildung von Steinen und Ablagerungen in der Leber vor.

Nutzen Sie die Kraft des Apfelessigs! Die Anwendung ist einfach: 1 Esslöffel naturtrüben Bio-Apfelessig in ein Glas mit warmem Wasser geben und nach Belieben etwas Honig dazu geben. Am besten 1 Mal täglich am Morgen vor dem Frühstück trinken. Das Apfelessigwasser mehrere Monate hintereinander trinken um den Effekt zu erreichen.

APFELESSIG FÜR EINEN GESUNDEN DARM

Apfelessig kann auch bei Darmproblemen, wie zum Beispiel bei Blähungen und Völlegefühl zum Einsatz kommen. Die Wirksamkeit liegt, wie schon weiter oben erwähnt, in den besonderen Inhaltsstoffen. Die Voraussetzung ist natürlich, dass es sich um ein hochwertiges und reines Produkt handelt, damit die Inhaltsstoffe die volle Wirkung entfalten können. Nur so kann der Apfelessig auf den Darm heilend und beruhigend wirken und so eine ausgeglichene Darmflora herstellen. Er verhindert die Ausbreitung von so genannten Fäulnisbakterien und damit können Verstopfungen und Blähungen mild, aber konsequent und dauerhaft behandelt werden. Der nachgewiesene Grund für die sehr gute Wirksamkeit des Apfelessigs bei Darmproblemen liegt an der hohen Konzentration der Inhaltsstoffe im Essig. Viel höher als in der Urform des Apfels. Verglichen mit nur einem Esslöffel Apfelessig enthält dieser mehr Wirkstoffe als wenn man versuchen würde die Menge an Wirkstoffen in Form von Äpfeln aufzunehmen. Es werden für den Essig nur ausschließlich Essenzen verwendet, denn nur so stellt man sicher, dass das entsprechende Ergebnis erzielt wird. Viele Menschen (Sportler, Raucher, ältere Menschen, etc.) benötigen eine erhöhte Menge an Vitaminen, Mineralstoffen und Spurenelementen. Apfelessig hilft dabei, wenn er täglich eingenommen wird, eine wirksame Unterstützung für die Versorgung des Körpers zu leisten. Er wirkt also wie eine sanfte Darmreinigung und verhindert dadurch Verdauungsprobleme, wie Verstopfung und Blähungen.

Des Weiteren soll der Apfelessig gegen Sodbrennen wirken und das Völlegefühl mindern. Idealerweise einfach 1 Esslöffel Apfelessig mit lauwarmen Wasser verdünnen und trinken. Zwischen dem Apfelessig Trinken und einer Mahlzeit sollten ca. 15 min vergehen. Wer den Apfelessig allerdings gegen Sodbrennen nimmt sollte ihn nie direkt nach dem Essen einnehmen. Zudem ist es wichtig, dass man den Essig immer mit Wasser verdünnt, denn eine zu hohe Einnahme der Säure kann genau gegenteilig wirken und den Magen und Darmtrakt reizen. Außerdem empfiehlt es sich, anschließend noch ein normales Glas Wasser zu trinken, damit man die im Mund verbliebene Säure wegspült. Die Säure würde anderenfalls den wichtigen Zahnschmelz der Zähne angreifen.

Parallel sollte man natürlich auf eine vollwertige und gesunde Ernährung achten, denn nur so erreicht man in Kombination mit dem täglichen Glas Apfelessigwasser die ideale Versorgung für seinen Körper. Bei regelmäßiger Einnahme können Blähungen vorgebeugt und Verstopfungen entgegengewirkt werden. Apfelessig hemmt die Vermehrung von Darmbakterien, welche für die Fäule bei der Verdauung verantwortlich sind und dadurch Blähungen und/oder Verstopfungen verursachen. Möchte man den gewünschten Erfolg erzielen ist es wichtig, dass Sie auf eine regelmäßige Einnahme achten, denn anderenfalls kann die sanfte Behandlung im Darm keine Wirkung zeigen.

HERZ- UND KREISLAUFSYSTEM

Das Herz-Kreislauf-System versorgt die Zellen des Organismus mit Nährstoffen, Hormonen und Sauerstoff. Außerdem sorgt es dafür, dass der Abtransport von Stoffwechselprodukten funktioniert. Das Herz-Kreislauf-System stellt somit eine der wichtigsten Körperfunktionen dar. Selbst wenn die Prozesse im Herz-Kreislauf-System weitgehend unbewusst bleiben, können Sie die Auswirkungen leicht beobachten. Herzrasen bei Angst, hoher Pulsschlag bei sportlicher Aktivität, kalte Füße oder Erröten, all dies steuert das Herz-Kreislauf-System.

Apfelessig fördert die gesunde Funktion dieses Systems. Dies geschieht in erster Linie durch seinen hohen Gehalt an Kalium, Ballaststoffen und Antioxidantien. Bei gleichmäßiger Einnahme von Apfelessig sinkt der LDL Cholesterinspielgel (schädliches Cholesterin). Somit reinigt Apfelessig die Blutgefäße, macht zudem das Blut fließfähiger und schützt das Herz-Kreislauf-System und beugt so Schlaganfällen vor und senkt sogar den Bluthochdruck. Apfelessig, regelmäßig konsumiert, bewirkt also eine leichte Blutverdünnung, was grundsätzlich gut für die Gesundheit vom Herz-Kreislauf-System ist.

LINDERUNG VON ASTHMA

Asthma ist eine chronische Krankheit, die das Atemsystem einschränkt. Die Krankheit kann durch verschiedene Gründe ausgelöst werden und kann dadurch schwere Atemprobleme hervorrufen. Bisher gibt es kein endgültiges Heilmittel gegen Asthma. Allein eine Linderung kann durch verschiedene Medikamente erreicht werden. Weiterhin können einige Heilmittel zur Linderung der Symptome beitragen und wie so oft finden sich die besten Heilmittel schon in der eigenen Küche. Auch Apfelessig kann hier durch seine nutzbringenden Enzyme dazu beitragen eine Erleichterung für Asthmapatienten zu erreichen. Die Enzyme helfen die Schleimbildung im Körper zu reduzieren und abzubauen. Am besten trinken Sie täglich ein Glas warmes Wasser mit 1 bis 2 Löffeln Apfelessig um den Schleim zu reduzieren und die entzündliche Reaktion zu verbessern. Außerdem kann es hilfreich sein, das Apfelessigwasser kurz im Mund zu belassen bevor Sie es trinken.

Eine weitere Anwendungsmöglichkeit wäre es, Wattepads mit Apfelessig zu tränken und gegen die inneren Handgelenke zu drücken. All diese Anwendungen, zusammen mit einer gesunden Lebensführung, beispielsweise durch eine entzündungshemmende Ernährung, tragen dazu bei das Asthmaleiden zu verbessern. Verzichten Sie eine Zeitlang auf industriell gefertigte Lebensmittel und soweit es geht auf Zucker. Eine nachhaltige Ernährung durch Lebensmittel die nicht verarbeitet wurden, bewirkt, dass die Entzündungen im Organismus Schritt für Schritt beseitigt werden, indem sie einen natürlichen Ausgleich der Lipidwände der Zellmembranen wiederherstellen. In gering verarbeiteten Lebensmitteln stecken meist wenig Zucker, Fette, und Salze. Dafür sind mehr an lebensnotwendigen und gesundheitsfördernden Substanzen enthalten, wie zum Beispiel Vitamine, Mineralstoffe, sekundäre Pflanzenstoffe und Ballaststoffe.

MUSKELSCHMERZEN

Viele Menschen leiden unter Muskelschmerzen die mal mehr oder weniger stark ausgeprägt sein können. Ursache dieser Muskelschmerzen sind meist Muskelzerrungen oder -faserrisse, die häufig von selbst ausheilen. Leider schränken uns diese Schmerzen im Alltag und vor allem beim Sport extrem ein und es dauert oft einige Zeit bis man den Muskel wieder voll beanspruchen kann. Häufig kann der Muskelschmerz auch durch eine chronische Muskelverspannung hervorgerufen werden. Hat man über längere Zeit den Muskel dauerhaft einer Überbelastung ausgesetzt oder schleicht sich eine zur Gewohnheit gewordene Fehlhaltung ein, kann der Muskelschmerz zu einer chronischen Belastung werden. Auf jeden Fall sollte man sich frühzeitig behandeln lassen um Folgeschäden zu vermeiden. Eine weitere Ursache kann aber auch sein, dass Muskelschmerzen eine Begleiterscheinung für folgenschwere Erkrankungen der Muskulatur selbst, des Knochengerüstes, des Nervensystems oder anderer inneren Organe sein kann.

Lassen Sie mich kurz erwähnen, dass ich selbst durch Dauerbelastung im Kraftsport lange Zeit unter Muskelverspannungen im oberen Rücken- und Nackenbereich gelitten habe. Durch regelmäßige Dehnungsübungen nach der Trainingseinheit und durch Massagen konnte ich die Schmerzen in den Griff bekommen. Eine wertvolle Hilfe die Verspannungen zu lindern, war auch die Behandlung mit Apfelessig zur äußeren Anwendung. Ich habe die heilende Wirkung des Essigs genutzt und habe nach dem Sport ein Bad mit Zugabe von Apfelessig genommen.

Auf den ersten Blick mag es seltsam klingen, den Apfelessig äußerlich anzuwenden, jedoch zeigte sich gerade bei Muskelschmerzen eine sehr gute Wirksamkeit. Apfelessig ist in fast allen Küchen zu finden und damit schnell einsatzbereit. Bevor man Geld für teure, verschreibungspflichtige Salben oder Pillen ausgibt, sollte man auf jeden Fall die Kraft des Apfelessigs testen. Zudem haben Studien gezeigt: Apfelessig ruft insbesondere durch den Inhaltsstoff Kalium eine entzündungshemmende Wirkung hervor, beruhigt und hilft, Schmerzen zu lindern. Die basische Eigenschaft hilft, den pH-Wert des Körpers auszugleichen und Muskelschmerzen zu verringern. Der Apfelessig kann daher, ähnlich wie die Zitrone, trotz des etwas sauren Geschmacks dem Körper helfen, sich in dem gesunden basischen Bereich einzupegeln und die schädlichen Säuren auszugleichen.

Füllen Sie in eine Badewanne lauwarmes Wasser, 2 - 3 Tassen Apfelessig dazugeben und im Vollbad für etwa 15 bis 20 Minuten entspannen. Das Bad gegeben falls täglich oder alle zwei Tage wiederholen, bis die Muskelschmerzen verschwinden.

Auch bei Prellungen, Blutergüssen oder Schwellungen können Umschläge mit Apfelessig (unverdünnt) helfen. Die enthaltenen Wirkstoffe grenzen die Schmerzen ein und helfen die

Schwellungen zu reduzieren. Die Anwendung eines Apfelessigumschlags ist einfach. Einfach ein Baumwolltuch in Apfelessig eintauchen und auswringen. Danach das Tuch um die betroffene Stelle wickeln und darüber ein trockenes Handtuch wickeln. Lassen Sie den Umschlag ca. 10 - 15 min. einwirken und wiederholen Sie den Vorgang gegeben falls nach einiger Zeit wieder.

Sie sehen, Apfelessig hat viele Anwendungsgebiete - äußerlich wie auch innerlich. Eine sofortige Linderung von Muskelschmerzen können Sie durch eine reaktivierende Massage mit Apfelessig bewirken. Geben Sie für diese Massage warmes Wasser in eine Schüssel, in eine zweite Schüssel den Essig (ca. 50ml) und befeuchten sie die betroffene Körperstelle mittels des Tuches mit warmem Wasser. Danach wird der Apfelessig aufgetragen und zusätzlich 5g Salz. Massieren Sie das Salz sanft über dem schmerzenden Bereich. Sie werden spüren, dass eine sofortige Besserung der Schmerzen eintritt. Spannend zu sehen, dass dieses schnelle Abklingen der Schmerzen allein durch die Anwendung von Apfelessig zurück zu führen ist. Ein positiver Nebeneffekt der äußerlichen Behandlung ist auch, dass Apfelessig das Hautgewebe strafft und geschmeidig hält.

Ich werde in Sektion 3 näher auf das Thema Haut eingehen und die Vorteile der Anwendung mit Essig näher beschreiben.

HILFT BEI DIABETES

Weltweit sollen rund 350 Millionen Menschen von Diabetes betroffen sein. Eine Zahl die eine dramatische Steigerung über die letzten Jahrzehnte darstellt. Auch in Deutschland sieht man einen auffallenden Anstieg der Krankheit. Somit stellt Diabetes eines der weit verbreitetsten Gesundheitsprobleme dar.

Diabetes ist eine chronische Erkrankung des Stoffwechselsystems, welche durch anhaltenden, erhöhten Blutzuckerspiegel charakterisiert ist. Für Betroffene bedeutet dies meist eine Einnahme von Insulin und die Notwendigkeit einer strikten Ernährungsumstellung.

Es ist natürlich klar, dass dies im Alltag eine massive Umstellung mit sich bringt und auch die Nebenwirkungen des Insulins können die Lebenssituation mitunter sehr beeinträchtigen.

Wie kann also Apfelessig als natürliches Hausmittel helfen?

. . .

Apfelessig soll Studien zufolge einen positiven Effekt auf die Bekämpfung von Diabetes bewirken und hat sich bereits mehrfach als hilfreich erwiesen. Apfelessig hat einen positiven Einfluss auf Folgeerscheinungen der Diabeteskrankheit, zum Beispiel Reduzierung des Cholesterinspiegels und der Blutfettwerte. Sofort nach dem Essen beeinflusst man durch die Einnahme von Apfelessig die Regulierung des Blutzuckerspiegels und dies ist, insbesondere bei Diabetes, hilfreich. Der langfristige und regelmäßige Konsum von Essig verbessert auch den HbA1c-Wert, der Wert der den Blutzuckerwert im Durchschnitt der letzten Wochen wiederspiegelt.

Es ist durchaus auf eine korrekte Anwendung von Apfelessig gegen Diabetes zu achten. Man kann sagen, dass sich die Regel: ein Glas Wasser zusammen mit zwei Esslöffel Apfelessig bewährt hat. Der Essig ist nie pur, sondern immer verdünnt mit Wasser zu sich zu nehmen. Natürlich sollten Sie sich bewusst sein, dass eine Behandlung mit Apfelessig nur ein Zusatz zu einer medizinischen Therapie darstellen soll. Bei einem zu hohen Blutzuckerspiegel empfiehlt es sich den Apfelessig vor dem zu Bett gehen einzunehmen, will man den Blutzuckerspiegel kurzfristig senken hilft es, das Apfelessigwasser nach dem Essen zu trinken. Zuweilen kann es bei der Einnahme dieser Kur dazu kommen, dass die Zähne durch die Säure angegriffen werden. Spülen Sie den Mund mit Wasser aus und putzen Sie die Zähne, damit die Säure nicht auf die Zähne wirken kann. Grundsätzlich greift jede Art von Säure den Zahnschmelz an. Achtet man jedoch auf die Zahnpflege können Sie dieses Problem leicht umgehen. Auch kann es sein, dass es bei Menschen mit empfindlichem Magen zu Magenbeschwerden kommen kann. Lassen Sie sich deshalb vor der Einnahme von ihrem Hausarzt beraten und gegeben falls weitere Tipps einholen.

. . .

Alle Gesundheitstipps in diesem Buch können kein Ersatz zu einem Besuch beim Arzt sein. Ziehen Sie bei ernsthaften oder unklaren Beschwerden unbedingt Ihren Hausarzt zu Rate.

Wie eingehend beschrieben sollte man auf eine hohe Qualität beim Apfelessig achten um bestmögliche Erfolge zu erzielen. Dies gilt sowohl bei der Einnahme des Essigs zur gesundheitlichen Unterstützung von Diabetes als auch bei allen anderen erwähnten Krankheitsbildern.

Zusammenfassend sind folgende Punkte zur Qualität des Apfelessigs wichtig und zu beachten:

- Idealerweise sollte der Apfelessig aus ganzen Äpfeln hergestellt werden, nicht aus Resten oder dem Kerngehäuse.

- Die Äpfel zur Herstellung des Apfelessigs sollten aus Bio-Äpfeln und bestenfalls aus regionalem Anbau stammen.

- Ihr Apfelessig sollte nicht erhitzt wurden sein, heißt also nicht pasteurisiert. Die guten Enzyme liefert nur ein nichtpasteurisierter Apfelessig.

- Ihr Apfelessig sollte ungefiltert sein, also naturtrüb.

- Ein Qualitätsmerkmal stellt das Vorhandensein der Essigmutter dar.

- Ihr Apfelessig sollte nicht aus Saftkonzentrat und billigen Essig bestehen.

- Der Apfelessig darf nur aus Äpfeln bestehen, nicht aus anderem Obst oder Obstgemischen.

SEKTION 2: ABNEHMEN MIT APFELESSIG

MOTIVATION

Viele Menschen scheitern bei dem Versuch abzunehmen, da es ihnen an Willen oder auch an Durchhaltevermögen fehlt. Das Wissen ist grundsätzlich vorhanden, nur das Tun hindert oft am Erfolg seine Ziele zu erreichen. Bleiben Sie am Ball und lassen Sie sich nicht durch Niederlagen entmutigen.

> *„In meiner Laufbahn habe ich mehr als 9.000 Würfe verschossen. Ich habe fast 300 Spiele verloren. 26 Mal war ich derjenige, der das Spiel gewinnen konnte und ich habe daneben geworfen. Ich bin immer und immer wieder gescheitert. Und genau deshalb bin ich erfolgreich." - Michael Jordan*

Im Folgenden erhalten Sie grundlegende Tipps um ihr Denken auf den Erfolgsweg zu bringen:

Tipp 1: Such Dir ein Ziel, das dich motiviert

Um es genau zu betrachten scheint dies der wichtigste Faktor zu sein, wenn Sie ihren Körper nachhaltig verändern wollen. Ein Ziel zu haben, das Sie wirklich begeistert ist die grundlegende Voraussetzung auch dauerhaft am Ball zu bleiben. Wird dieser Schritt übersprungen, wie es die meisten Menschen tun, werden Sie mit aller Wahrscheinlichkeit nach scheitern. Es ist entscheidend, dass die Zielfindung an erster Stelle steht, noch bevor Sie nur ein Gewicht stemmen oder beginnen Laufen zu gehen.

Tipp 2: Schaffe Rituale und ändere Gewohnheiten

Viele Gewohnheiten sind tief im Unterbewusstsein verwurzelt, so dass Sie sie gar nicht mehr bewusst wahrnehmen. Während die einen Gewohnheiten helfen, Ihre Ziele zu erreichen, sind andere hinderlich und bremsen Sie aus. Es gilt, die hinderlichen Skripte zu enttarnen und durch neue Gewohnheiten zu ersetzen. Das ist das Geheimnis, wie Sie sich auf Erfolg programmieren können.

Tipp 3: Übernehmen Sie die Kontrolle über ihr Denken

Lassen Sie sich nicht von schlechten, unterbewussten Gedanken lenken. Wenn Sie ihre Skripte kennen die ihre Gedanken lenken, können sie diese kontraproduktiven Gedanken durch Denkmuster ersetzen, die für sie von Vorteil sind. Sie kennen das vielleicht, passiert etwas Schlechtes, dann machen sie sich auch schlechte Gedanken. Dieser unterbewusste Prozess läuft meist völlig automatisch ab. Versuchen Sie eine positive Einstellung zu bekommen, die ebenfalls ihre Gedanken positiv beeinflussen werden.

Tipp 4: Suchen Sie sich Gleichgesinnte

Ein Ziel allein zu bestreiten fällt oft sehr schwer. Schaffen Sie sich ein Umfeld mit Menschen, die sie auf ihrem Weg zum Ziel motivieren. Mit welchen Menschen verbringen Sie die meiste Zeit und sind das die Menschen die ihnen Unterstützung für ihr Ziel geben können? Falls nicht, machen Sie sich

Gedanken darüber wer ihnen diese Motivation geben kann. Oft haben viele das Ziel sportlicher und gesünder zu werden. Seien es Kollegen, Familienmitglieder oder Freunde. Sie werden sich um einiges leichter tun, wenn sie jemanden an ihrer Seite haben, der die gleiche Einstellung hat und ihnen Motivation gibt.

Tipp 5: Suchen Sie sich Mentoren

Natürlich können Sie den Weg über einen persönlichen Berater bzw. Fitness Coach gehen. Ein guter Mentor hat aber seinen Preis, ist jedoch in Detailfragen ein guter Ansprechpartner und Begleiter. Alternativ bieten sich folgende Anregungen an, wie Sie Menschen finden können, die sie motivieren:

- durch Kurse
- durch Bücher
- durch Podcasts
- durch Blogs
- in Fitnessclubs und Mitgliederbereichen
- durch einen Personal Trainer

WAS SCHAFFT APFELESSIG BEIM ABNEHMEN

Kurzum, eine ganze Menge! Dieser gewissermaßen reißerische Satz, ist jedoch auf den Apfelessig bezogen absolut zutreffend. Der Wunderessig, verdünnt mit Wasser, aktiviert die Magensäure und regt zudem den Stoffwechsel an. Dadurch arbeitet der Organismus effektiver und verstoffwechselt die Nahrung schneller. Die Folge ist ein Gleichgewicht zwischen Magen und Darm. Ist der Stoffwechsel hingegen träge, hat dies eine schnellere Gewichtszunahme zur Folge.

Es gibt natürlich die verschiedensten Meinungen zum Apfelessig und den Erfolg auf unsere Gesundheit und das Abnehmen. Fest steht aber, dass der vergorene Saft aus Äpfeln gut für unser Allgemeinbefinden und unsere Gesundheit ist. Er liefert uns eine breite Palette an wichtigen Vitaminen, Mineralstoffen, Enzymen sowie sekundären Pflanzenstoffen, fördert eine bessere Durchblutung und hindert das Wachstum von Bakterien. Viele Faktoren sprechen also für diesen Schlankmacher:

- wirkt entschlackend und entgiftend
- kurbelt die Verdauung an
- senkt den glykämischen Index und fördert somit schnelleren Gewichtsverlust
- entgiftet den Körper
- förderlich für die Fettverbrennung
- bewirkt ein langes Sättigungsgefühl
- zügelt den Appetit
- Anregung des Stoffwechsels
- Heißhungerattacken werden verhindert durch Stabilisierung des Blutzuckerspiegels
- dient der Bildung von Magensäure, die für die Verdauung notwendig ist
- der enthaltene Kalium bewirkt eine Entwässerung des Körpers, was zum Gewichtsverlust führt

Achten Sie trotzdem, auch wenn sie sich bewusst ernähren und jeden Tag Apfelessig konsumieren, auf ausreichend Bewegung und sportliche Aktivität. Denn nur die Kombination aus gesunder Ernährung und genügend Bewegung bringt den Erfolg für ein gesundes Leben.

APFELESSIG DIÄT

Grundsätzlich muss gesagt werden, gesundes Abnehmen ist immer ratsam. Gerade aus gesundheitlichen Gründen, wie bei oben erwähnter Diabetes Krankheit, ist eine Gewichtsabnahme sinnvoll.

Die Deutsche Gesellschaft für Ernährung bestätigt durch Studien zu Recht: die über den kompletten Tag aufgenommenen und verbrauchten Kalorien und daher auch die Gesamt-Energiebilanz ist für das Körpergewicht ausschlaggebend. Wenn man also mehr Energie zuführt als wie man verbraucht, wird der Erfolg auf der Waage ausbleiben.

Morgens nach dem Aufstehen ein Glas Wasser mit Apfelessig (ca. 1 Esslöffel) verdünnt trinken. Bitte denken Sie nicht, dass allein durch die Einnahme von Apfelessig am Morgen der Wunschkörper erreicht werden kann. Ferner ist zu betrachten, dass die Kombination aus Apfelessig, plus Sport, plus gesunde Ernährung (idealerweise eiweißreich) das Ziel erreicht werden kann. Sehen Sie bitte den Apfelessig als unterstützende Maßnahme in einer Reihe von weiteren Faktoren an:

- Nahrungsmittel mit hohen Fettanteil sind möglichst zu meiden (ziehen Sie ihren Fettbedarf möglichst aus gesunden, ungesättigten Fetten - wie Fischöle, Avocados, Erdnüsse oder Peanut Butter, Rapsöl und Olivenöl)

- Essen Sie viel Gemüse und Obst, Hauptaugenmerkt sollte hier bei Gemüse liegen. Als Faustregel sollte man sich merken: zu jeder Mahlzeit ca. zwei Drittel Gemüse und idealerweise ein Drittel Proteine.

- Würzen Sie ihr Essen mit möglichst wenig Salz

- Meiden Sie Alkohol

- Schlaf ist wichtig für unsere Regeneration. Achten Sie auf genügend Schlaf.

Verzichten Sie auf die so genannte „Crash-Diät". Es hat sich gezeigt, dass ein radikaler Gewichtsverlust erstens nicht gesund ist und zweitens bei schnellem Gewichtsverlust der Jojo-Effekt sehr wahrscheinlich ist. Um einen langfristigen Effekt zu erzielen und sein gewünschtes Gewicht zu erreichen und zu halten, sollten Sie von diesen radikalen Maßnahmen absehen.

Es gibt eine Vielzahl an gesunden Diäten, die den gewünschten Erfolg bringen und dem Körper keinen Schaden zufügen. Die Apfelessig-Diät zählt definitiv dazu!

Eine Diät mit Apfelessig gilt als natürlichste und preisgünstigste Möglichkeit zum Abnehmen. Diese Diät ist einfach durchzuführen, und bedarf wenig zeitlichen und organisatorischen Aufwand. Oben aufgeführte Effekte erreichen Sie, indem sie ca. eine viertel Stunde vor jeder Mahlzeit ein Glas

Apfelessig verdünnt mit Wasser trinken. Der Apfelessig-Drink ist die Basis dieser Diät.

Folgend die von mir empfohlene Rezeptur zur Herstellung des Apfelessig-Drinks:

- Ein Glas lauwarmes Wasser mit zwei Teelöffel Apfelessig verrühren und je nach Belieben etwas Honig oder Apfelsaft dazugeben.

Trinken Sie den Apfelessig-Trunk vor jeder Mahlzeit und zusätzlich vor dem zu schlafen gehen, um die Fettverbrennung und Verdauung im Schlaf zu fördern. Ebenso kann man ihn auch zwischen den Mahlzeiten trinken, um ein aufkommendes Hungergefühl zu lindern. Bei der Apfelessig Diät sollten Sie täglich maximal 1200 Kalorien zu sich nehmen, in Abhängigkeit vom täglichen Energieverbrauch. Beziehen Sie die Kalorien vor allem aus Gemüse, Obst und Vollkorngetreide. Beachten Sie wie bereits beschrieben, dass zusätzlich eine ausgewogene Ernährung und genügend Sport immer ein wichtiger Bestandteil im Leben sein sollte.

Im Grunde gibt es keine vorgegebene Zeit wie lange man die Diät durchziehen sollte. Es hängt im Grunde allein davon ab wieviel man persönlich abnehmen möchte. Versuchen Sie dennoch die Diät 4 - 5 Wochen zu machen, um einen langfristigen Gewichtsverlust zu erreichen. Sie werden bemerken, dass Sie sich durch den Apfelessig fitter und ausgeglichener fühlen, und ganz nebenbei noch an Gewicht verlieren. Im Durchschnitt erreicht man durch die Apfelessig-Diät einen Gewichtsverlust von etwa 1 bis zwei Kilogramm pro Woche. Sie sehen, dass diese Diät keine schnelle Diät ist, jedoch ist sie dafür gesund und zum anderen profitieren Sie von einem langfristigen Erfolg. Der sogenannte Jo-Jo-Effekt bleibt aus und Sie gewöhnen sich bewusst an eine gesunde und ausgewogene Ernährung.

Es fällt umso leichter sich auf eine neue Ernährungssituation einzustellen, wenn man die alten Gewohnheiten durch neue, gesunde Rituale ersetzt und diese in den Alltag einließen lässt. Ihr Unterbewusstsein passt sich ganz automatisch an diese neue Situation an und Ihr Denken und Handeln wird sich nach einiger Zeit positiv beeinflussen. Ziehen Sie diese gesunde Variation einer Diät einer Crash Diät vor, denn sie werden zusätzlich zum Gewichtsverlust auch ihre Einstellung zum gesunden Leben ändern.

APFELESSIG KUR - DETOX / ENTGIFTEN MIT APFELESSIG

Eine Apfelessig Kur ist im Gegensatz zu einer Apfelessig Diät etwas differenzierter zu sehen. Bei dieser Form verzichtet man vollständig, mehrere Tage, auf feste Nahrung, so dass der Körper entschlacken und gleichzeitig entgiften kann. Nach dieser Zeit beginnt man langsam wieder mit der Aufnahme von fester Nahrung in den täglichen Ernährungsplan. Man könnte die Apfelessig Kur daher auch als eine Art der Detox Diät oder als Heilfasten betrachten.

Bereits durch die Medizin wurde die besondere Wirkung von Pektin bestätigt. Dieser ist Bestandteil im Apfelessig und hilft giftige Stoffe im Körper anzuziehen und schnell auszuscheiden. Ein positiver Nebeneffekt von Pektin ist auch, dass Heißhungerattacken reduziert werden. Es verleiht dem Körper auf schonender Weise ein Sättigungsgefühl und hilft somit die Kur leichter durchzustehen. Einfach über den Tag verteilt verdünnten Apfelessig trinken und schon bekommen Sie ein aufkommendes Hungergefühl in den Griff. Zusätzlich zu Pektin ist Schwefel enthalten. Schwefel hilft ebenso bei der Entgiftung und trägt dazu bei, dass die Leber angeregt wird, um Giftstoffe schneller zu verarbeiten und auszuscheiden.

Ein weiterer Vorteil von Apfelessig im Vergleich zu Fruchtsäften ist auch, dass er nur einen Bruchteil an Kalorien enthält, dazu aber umso mehr an wichtigen Nährstoffen. Ein Mangel an diesen Nährstoffen wird somit vorgebeugt, während man zugleich auf feste Nahrung verzichtet. Er ist also perfekt zum Abnehmen geeignet.

Entscheidet man sich für die Apfelessig-Kur, sollte man diese in zwei Phasen durchführen; einer Fastenphase gefolgt von einer Phase in dem man dem Körper langsam wieder feste Nahrung zuführt. In der Fastenphase sollten Sie auf feste Nahrung verzichten und entsprechend viel verdünnten Apfelessig zu sich nehmen. Die Dauer dieser Fastenperiode kann zwischen wenigen Tagen und 1-2 Wochen betragen. Achten Sie einfach darauf wie sie die Kur vertragen und sich dabei fühlen. Trinken Sie mehrmals täglich den Apfelessigtrunk anstelle der Mahlzeiten und nach Belieben wenn ein Hungergefühl aufkommt. Weiterhin ist es notwendig genug Flüssigkeit in Form von z.B. Wasser, ungesüßten Tee und klaren Suppen zu sich zu nehmen um eine Dehydrierung zu vermeiden. Achten Sie wie oben geschrieben auf ihr Wohlbefinden. Sollten jedoch Magenschmerzen auftreten oder Unwohlsein, brechen Sie die Apfelessig Kur ab und sprechen Sie mit ihren Arzt.

Vorteile der Apfelessig-Kur:

- der Körper wird während der Fastenphase entschlackt
- Giftstoffe werden ausgeschieden

- deutlicher Gewichtsverlust, Bindegewebe und Fettzellen werden entlastet
- innere Entschlackung wirkt sich auf die Körperzellen verjüngend aus
- Abwehrkräfte werden gestärkt
- Zellulitis wird gemildert oder verschwindet ganz, die Haut wird straffer
- mehr Energie, Wohlbefinden und Gesundheit
- Ablagerungen an Verdauungsorganen werden befreit

Nach der Fastenkur ist es wichtig den Körper wieder schrittweise an feste Nahrung zu gewöhnen. Achten Sie ebenfalls darauf, eine gesunde Ernährung beizubehalten. Dies sollte für Sie zu einer Routine und Lebenseinstellung werden. Für die ersten Tage nach dem Fasten sollten Sie möglichst Nahrung zu sich nehmen, die leicht verdaulich ist. Dazu zählen beispielsweise: Knäckebrot, Zwieback, Gemüse, Obst, Suppen und Müsli. Nach und nach können Sie auch Lebensmittel essen, die etwas länger brauchen um verdaut zu werden, z.B. Vollkornbrot, Geflügelfleisch und Milchprodukte.

In der letzten Phase der Kur bleibt Apfelessig weiterhin ein wichtiger Bestandteil in Ihrer Ernährung. Es kann mitunter schnell passieren, dass sich durch Heißhungerattacken der sogenannte Jo-Jo-Effekt einstellen kann und Sie in ihre alten Verhaltensmuster zurück fallen.

Um dies zu verhindern, dient Apfelessig als Hilfe um den Appetit zu zügeln. Trinken Sie daher eine halbe Stunde vor der Mahlzeit ein Glas verdünnten Apfelessig. Halten Sie sich an diesen Tipp um auch bis zum Schluss erfolgreich die Kur zu beenden. Sie können den verdünnten Apfelessig natürlich weiterhin jeder Zeit trinken, unabhängig von einer Fastenkur. Dies hilft Ihnen auch langfristig, ihr Gewicht zu halten und sich fit und gesünder zu fühlen.

SEKTION 3: KÖRPERPFLEGE MIT APFELESSIG

HAARPFLEGE

Haare können durch viele äußere Einflüsse oder durch übermäßige oder falsche Pflege schnell matt und glanzlos werden. Der Grund hierfür ist die Schutzschicht der Haare, die durch eine erhöhte Belastung geschädigt wird. Man kann sich die Schutzschicht der Haare wie kleine Schuppen vorstellen, die wie Dachziegeln auf dem Haar übereinander liegen und somit das Haar schützen. Wird dieser Schutz nun aufgebrochen, verlieren die Schüppchen ihre Struktur und die Haare wirken kraftlos und nicht mehr gesund.

Apfelessigsäure bewirkt nun, dass die Schüppchen wieder glatt zusammen liegen und die Haare gesund und glänzend aussehen.

Vermischen Sie Apfelessig mit Wasser zur Anwendung einer Spülung nach der Haarwäsche. Lassen Sie am besten die Spülung nach der Wäsche in den Haaren und spülen sie diese nicht aus. Die Wirkstoffe des Apfelessigs haben so die Möglichkeit in die Haare und Kopfhaut zu gelangen. Apfelessig entfernt die Reste von Shampoo, Seife und Fetten. Die Säure im Apfelessig desinfiziert zusätzlich und bekämpft

Bakterien und Pilze wodurch die Poren in der Haarstruktur gereinigt werden. Der große Nachteil von Shampoos ist, dass der pH-Wert verändert wird. Die Apfelessigsäure gleicht diesen pH-Wert wieder aus, wodurch fettige Haare angenehm weich und glänzend werden. Der teils unangenehme Geruch wird sich in kurzer Zeit nach der Trocknung verflüchtigen. Testen Sie einfach mal diese Art der Spülung und sie werden sehen, dass das Ergebnis samtweiche und glänzende Haare sein werden.

Die Anwendung dieser natürlichen Spülung ist sehr einfach. Es wird ein Teil Apfelessig mit zwei Teilen Wasser vermischt. Nach der Haarwäsche wird die Spülung über die Haare gegossen und in die Haarspitzen und auf die Kopfhaut einmassiert. Danach einfach die Haare wie gewohnt mit dem Handtuch trocknen. Die Spülung wie schon beschrieben, braucht nicht ausgewaschen werden. Wiederholen Sie die Apfelessig-Spülung nach jeder Haarwäsche oder je nach Bedarf so oft sie wollen. Im Gegensatz zu Spülungen aus der Drogerie, ist die Apfelessig-Spülung absolut natürlich und somit dauerhaft anwendbar.

Grundsätzlich ist die Kur für die meisten Haartypen geeignet. Sowohl bei kurzen als auch bei langen Haaren ist die Spülung anwendbar und hilft trockene Spitzen wieder weich und geschmeidig zu bekommen. Haben Sie jedoch gefärbtes Haar, macht es Sinn vor der Spülung einen Test an einer einzelnen Haarsträhne zu machen, denn die Säure im Apfelessig kann die Farbe ausbleichen.

Vorteile einer Apfelessig-Spülung bei der Haarpflege:

- Schuppen und Juckreiz werden reduziert
- Trockene Haare werden wieder weich und glänzend

- Haarstruktur wird geglättet

- Haarspliss wird durch die Anwendung von Apfelessig verringert

- Haarausfall wird positiv entgegengewirkt

- Die Poren von fettigen Haaren werden gereinigt und werden somit wieder schön gepflegt

Abschließend kann ich sagen, dass ich von der Apfelessig-Spülung sehr begeistert bin. Nach längerer Anwendung hat sich meine geschädigte Haarstruktur (durch zu häufige Haarwäsche) regeneriert und die Schuppenbildung wurde deutlich reduziert. Zusätzlich wurden meine Haare glänzend und griffig und sind merklich weicher geworden. Kurzum kann man sagen, dass es sich gezeigt hat, dass Apfelessig bei einer Vielzahl an Haarproblemen helfen kann und das ursprüngliche, kraftvolle Haar wiedererlangen kann.

HAUT- UND GESICHTSPFLEGE

Im Folgenden möchte ich auf die Wirkung von Apfelessig für die Haut eingehen. Ihnen Tipps für die Anwendung bei unreiner, fettiger sowie reifer Haut geben und die Vorteile dieser natürlichen Pflege aufzeigen.

Die Wirkung von Apfelessig auf die Haut ist vielfältig und effektiv. Warum teure Kosmetikartikel kaufen, die dazu mitunter noch chemische Zusatzstoffe beinhalten und auch oft in Tierversuchen getestet werden. Natürlich braucht es Zeit, bis die Haut sich auf die Apfelessigpflege einstellen kann, aber es ist absolut zu Ihrem Vorteil. Will sagen, dass die Haut es Ihnen danken wird.

Durch die Fruchtsäure im Apfelessig werden die feinen Hautporen verkleinert und dadurch wird die Talgproduktion verringert. Zudem wird die Durchblutung gefördert, die Haut gestrafft und der Hautalterung entgegengewirkt. Also eignet sich die Anwendung auch sehr gut bei einer reifen Haut. Der frische Apfelduft vitalisiert und erfrischt die Haut zusätzlich. Leiden Sie unter juckender und entzündeter Haut, hilft die

Apfelessigsäure die Entzündungen und den Juckreiz zu lindern.

Apfelessig bei unreiner Haut:

Eines der wichtigsten Faktoren bei unreiner Haut ist in jeden Fall das gründliche Reinigen bevor Sie mit der Pflege beginnen. Um abgestorbene Hautschüppchen zu beseitigen, eignet sich neben herkömmlichen Peeling die Anwendung eines Apfelessig-Peelings. Benötigt werden ein Frotteehandtuch, ein Baumwolltuch, warmes Wasser und 2 Esslöffel Apfelessig. Zunächst wird das Frotteetuch mit warmem Wasser getränkt und für ein paar Minuten auf das gereinigte Gesicht gelegt. Ziel ist es, dass sich die Poren durch das warme Wasser öffnen um für das Peeling vorbereitet zu sein. Danach ca. 0,5 Liter warmes Wasser mit dem Essig vermischen und damit das Baumwolltuch tränken. Das mit Essigwasser feuchte Tuch auf das Gesicht legen und das Frotteetuch darüber legen. Nach ungefähr 5 Minuten werden die Tücher abgelegt und das Gesicht mit warmem Wasser gewaschen.

Apfelessig bei fettiger Haut:

Wenn Sie ihr Gesicht regelmäßig mit Apfelessig reinigen, beugen Sie damit automatisch Mitessern und Pickeln vor. Der Apfelessig bewirkt, dass die feinen Poren zusammengezogen werden und somit eine übermäßige Talgproduktion verhindert wird. Zusätzlich werden die Bakterien durch die Säure abgetötet.

Nachfolgend erhalten Sie eine Rezeptur und die Anwendung für ein Gesichtswasser auf Basis von Apfelessig:

- 50 ml Mineralwasser mit 50 ml Apfelessig in einer Flasche vermischen

- Nach dem Reinigen des Gesichts, mit einem Wattepad das Apfelessig-Gesichtswasser auftupfen

- Es ist kein Abwaschen der Mixtur notwendig, denn der Geruch verflüchtigt sich nach einigen Minuten

- Anwendung: 1-2 Mal täglich

Apfelessig bei reifer Haut:

Auch bei reifer, fahler Haut ist Apfelessig sehr gut anwendbar. Sie können sich jederzeit nach dem Duschen mit Bio-Apfelessig einreiben (sowohl Körper als auch Gesicht). Diese natürliche Anwendung einer Bodylotion fördert die Durchblutung der Haut und strafft diese zusätzlich. Es ist jedoch wichtig, den Apfelessig immer mit Wasser zu verdünnen, um allergische Reaktionen zu verhindern.

HANDPFLEGE

Um Ihre Hände zu pflegen empfiehlt es sich eine eigene, natürliche Handcreme selber herzustellen. Sie benötigen:

- 2 Esslöffel Bio-Apfelessig
- 1 Eigelb
- 4 Esslöffel Olivenöl

Es werden alle Bestandteile miteinander vermischt: Zuerst wird das Eigelb schaumig geschlagen und das Olivenöl hinzugefügt. Geben Sie abschließend den Apfelessig dazu und verrühren die Creme zu einer glatten Masse. Sie können die Handcreme sofort benutzen. Die Hände sind nach dem Einwirken schön zart und sehen wunderbar gepflegt aus.

FUSSPFLEGE/FUSSPILZ

Das Wundermittel Apfelessig ist sogar in der Lage Beschwerden der Füße zu lindern und teils sogar vollständig zu beseitigen. Nebenbei kann Apfelessig auch vorbeugend wirken und die Durchblutung fördern. Anwendungsbeispiele sind:

Fußpilz: Wenn Sie unter Fußpilz leiden kann Apfelessig helfen den Fußpilz zu bekämpfen. Lassen Sie die Füße in einem Apfelessig-Wasser-Fußbad einweichen und reiben sie die Füße mit Apfelessig ein. Um die ganze Anwendung zu intensivieren kann man Socken in Apfelessig-Wasser tränken und gut auswringen. Ziehen Sie darüber trockene Socken und lassen sie diese über Nacht an, damit die Wirkstoffe gut einziehen können.

Trockene Füße: Sie können trockene und rissige Füße durch eine Apfelessigbehandlung wieder schön weich und geschmeidig bekommen. Auch hier ist die Anwendung denkbar einfach. Einfach ein Teil Apfelessig mit zwei Teilen Wasser vermischen und das Fußbad genießen. Achten Sie darauf diese Anwendung regelmäßig durchzuführen, denn nur so kann das gewünschte Ergebnis erreicht werden.

Schweißfüße: Um eine Regulierung der Schweißproduktion an den Füßen zu erreichen, kann man die Füße, ähnlich wie bei den oben genannten Anwendungen, durch ein regelmäßiges Fußbad pflegen. Zusätzlich hilft es auch, die Füße mit unverdünntem Essig einzureiben. Die Säure im Apfelessig desinfiziert und verhindert die Neubildung von Bakterien. Der Geruch wird dadurch beseitigt.

Entfernung von Hornhaut: Nach einem Fußbad mit ca. 35 Grad warmen Apfelessigwasser wird die Hornhaut weich und abgestorbene Hautschüppchen entfernt. Nach dem Fußbad können Sie die Hornhaut ganz leicht ablösen.

Müde/geschwollene Füße: Wenn man einer körperlich schweren Tätigkeit im Stehen nachgeht, hat man mitunter oft müde und schwere Füße. Apfelessig lindert diese Beschwerden und gibt Ruhe und Erholung an die Füße zurück. Gönnen Sie sich am Abend ein Entspannungs-Fußbad mit einem Teil Apfelessig und zwei Teilen warmen Wasser. Bei Belieben kann man auch zusätzlich Meersalz hinzufügen. Hierdurch erreicht man, dass die Füße gleichzeitig einem Peeling unterzogen werden und schön geschmeidig werden. Alles in allem ist dies sehr entspannend für die gestressten Füße.

WARZEN

Dadurch, dass Apfelessig antibakteriell wirkt und sich positiv auf den pH-Wert der Haut auswirkt, können auch Warzen erfolgreich mit Apfelessig behandelt werden. Apfelessig hemmt den HPV-Virus durch die enthaltene Apfelsäure und schafft zudem ein alkalisches Milieu. Eine Eigenschaft die dem HPV-Virus eindämmt. Mischen Sie idealerweise 2 Teelöffel Apfelessig mit einem Teelöffel Wasser und tupfen sie die Lösung mit einem Wattepad auf. Das nun feuchte Wattepad einfach auf die Warze legen und mit einer Binde oder einem Pflaster fixieren. Nach ungefähr zwei Stunden Einwirkzeit das Wattepad entfernen und die Anwendung täglich wiederholen. Nach einiger Zeit wird sich die Warze lösen und abfallen.

SONNENBRAND

Wer sehnt sich, speziell nach einem langen Winter, nicht nach einem Bad in der Sonne. Natürlich ist das Sonnenlicht für die Vitamin D Bildung im Körper sehr wichtig. Leider wird Kraft der Sonne häufig unterschätzt und so ist man schneller verbrannt als gedacht. Das soll nicht heißen, dass man die Sonne komplett meiden soll. Gehen Sie ruhig in die Sonne und tanken Energie auf, aber achten Sie auf einen ausreichenden Sonnenschutz und Vermeiden Sie die Mittagssonne. Bei Sonnenbrand kann neben dem klassischen Aloe Vera Gel auch Apfelessig eine gute Alternative sein. Abhängig von den betroffenen Hautstellen, einen halben Liter kühles Wasser mit einer halben Tasse Bio-Apfelessig vermischen. Ein Tuch mit der Mischung tränken und auf die geröteten Hautstellen legen. Die Wasser-Essig Mischung kühlt die Haut und die geschädigte Hautschicht wird durch die besonderen Inhaltsstoffe gestärkt. Nach ein paar Minuten Einwirkzeit kann die Anwendung beliebig oft wiederholt werden.

DEODORANT

Wie Sie bereits wissen, reguliert der Apfelessig den pH-Wert der Haut und dient deshalb auch als natürliches Deodorant. Mitunter kann der Geruch des Essigs störend und unangenehm sein, aber dieser verflüchtigt sich sehr schnell. Verdünnt mit Wasser riecht er zudem nicht mehr so stark. Es werden zur Anwendung 2 Esslöffel Apfelessig mit 3 Esslöffeln Wasser verdünnt und mit einem Wattepad an die gewünschten Stellen (Achseln, Füße, etc.) aufgetragen. Der Essig minimiert die Schweißbildung bindet die Bakterien im Schweiß.

MUNDPFLEGE/SCHLECHTER ATEM

An erster Stelle einer gesunden Mundhygiene steht selbstverständlich die optimale Zahnpflege. Zwei Mal täglich Zähneputzen, Reinigen der Zahnzwischenräume mit Zahnseide sowie die Reinigung der Zunge stellt die Basis der gesunden Mundpflege dar. Zusätzlich kann eine Munddusche und Öl ziehen eine gute Idee sein. Spülungen auf chemischer Basis wirken sich dagegen auf die Mundflora negativ aus, wodurch Keime sich viel besser ausbreiten können. Dies wiederum erhöht das Risiko für Mundgeruch erheblich. Eine Mundspülung mit Apfelessig hingegen ist der Mundflora dienlich und reduziert die Schwefelbildung. Spülen Sie mit einer Mischung aus einem Esslöffel naturtrüben Bio-Apfelessig und einem Glas Wasser den Mund für 1 - 2 Minuten aus. Bei regelmäßiger Anwendung werden Sie den positiven Unterschied bemerken. Ein schöner Nebeneffekt der Spülung ist, dass Verfärbungen auf den Zähnen vermindert und dadurch wieder weißer werden.

HALSSCHMERZEN/HEISERKEIT/HUSTEN

Eine Erkältung, verbunden mit Halsschmerzen, Heiserkeit und Husten, ist immer unangenehm. Bevor Sie in die Apotheke gehen und sich überteuerte Mittelchen kaufen, bekämpfen Sie die Leiden mit Hausmitteln! Neben vielen bekannten Hausmitteln, wie Holunder, Ingwer, Salzlösungen und Zitrone, etc., ist Apfelessig durch die antimikrobielle Wirkung besonders ratsam. Der Essig hat einen positiven Einfluss auf die Schleimhäute und hilft deswegen besonders gut bei einer Erkältung. Zur Vorbeugung auf die Erkältungszeit empfiehlt es sich täglich ein bis zwei Esslöffel Bio-Apfelessig zu einem Glas Wasser geben und in der Früh auf nüchternen Magen trinken. Ist die Erkältung aber bereits ausgebrochen, empfiehlt sich das Gurgeln mit Apfelessig. Idealerweise gurgeln Sie alle 2 Stunden mit einem Gemisch aus 2 Esslöffeln Apfelessig, einem Esslöffel Honig in einem Glas warmen Wasser verrührt. Durch die antibakterielle und entzündungshemmende Wirkung von Honig und Apfelessig, sollte sich die Erkältung schnell in Luft auflösen.

HÄMORRHOIDEN

Sie können die unangenehmen Schwellungen von Hämorrhoiden durch Apfelessig reduzieren. Apfelessig hat auch hier die geniale Eigenschaft abschwellend und desinfizierend zu wirken und zusätzlich die Blutgerinnung zu fördern. Tupfen Sie hierfür vorsichtig mit einem kleinen Wattepad unverdünnten Apfelessig auf die juckende Stelle. Zunächst wird es anfangen zu brennen, aber schon nach kurzer Zeit wird der Juckreiz gelindert und verschwindet meist vollständig. Außerdem werden Sie bemerken, dass die Schwellungen abnehmen und der gereizte Bereich abheilt.

SEKTION 4: WEITERE CLEVERE ANWENDUNGEN VON APFELESSIG IM ALLTAG

Neben der Vielzahl an beschriebenen Anwendungsmöglichkeiten für Ihre Gesundheit, ist der Apfelessig auch im Alltag ein hilfreicher Begleiter. Da er so vielseitig ist, gibt es einige weitere Einsatzgebiete in den verschiedensten Bereichen des Alltags. Folgend nur einige weitere Beispiele.

APFELESSIG ALS NATÜRLICHES REINIGUNGSMITTEL

Mitunter teure Haushaltsreiniger kann man mit Apfelessig ersetzen. Sie sparen sich also eine Menge Geld und können zudem noch auf umweltfreundliche Weise ihre Wohnung reinigen, da Apfelessig frei von schädlichen Chemikalien ist. Der Essig ist ein hervorragendes Reinigungsmittel für den Haushalt. Durch die enthaltene Essigsäure ist er sehr gut geeignet um hartnäckigen Fett, Schmutz und Kalk im Haushalt zu entfernen. Zudem wirkt der Essig desinfizierend und kann daher gut für die Reinigung von Küche, Bad und WC eingesetzt werden. Apfelessig ist biologisch abbaubar und umweltfreundlich. Zu beachten ist aber trotzdem, dass er nicht in die Augen und in die Hände von Kindern gelangen darf.

Um ein universelles Putzmittel selber herzustellen, verdünnen Sie Apfelessig 1:1 mit Wasser. Zum Desinfizieren verschiedenster Flächen kann man auch puren Essig benutzen.

Folgend ein paar Ideen wo Sie Apfelessig als Reinigungsmittel im Haushalt noch anwenden können.

Reinigung (desinfizieren) des Kühlschranks, Backofen, WC usw.: Gerade die Anwendung zur Reinigung des Kühlschranks bietet sich hier sehr gut an, da Apfelessig gegen Schimmel und schlechte Gerüche gleichzeitig wirkt. Wischen Sie ihren Kühlschrank (auch Dichtungen!) regelmäßig mit Essigwasser ab, haben schlechte Gerüche und Schimmel keine Chance! Verdünnt kann Apfelessig als Allzweckreiniger im ganzen Haushalt eingesetzt werden.

Bügeleisen entkalken: Das Bügeleisen mit Apfelessig befüllen und dampfen lassen. Anschließend mehrere Stunden stehen oder ggfs. über Nacht einwirken lassen. Zum Schluss gründlich abspülen.

Waschbecken und Wasserhähne entkalken: Reiben Sie die verkalkten Stellen mit etwas Apfelessigwasser ordentlich ein, 30 Minuten einwirken lassen und danach abspülen.

Wasserkocher entkalken: Den Wasserkocher mit etwas Apfelessig füllen und kochen lassen. Anschließend ca. 1-2 Stunden stehen lassen und gründlich ausspülen.

Duschköpfe entkalken: Etwa 1 Stunde in heißes Apfelessigwasser legen und einwirken lassen. Danach sollte sich der Kalk vollständig gelöst haben.

Kaffeemaschine entkalken: Die Kaffeemaschine mit 1 Glas Apfelessig füllen und durchlaufen lassen. Anschließend 2 Stunden einwirken lassen und gründlich ausspülen.

Kalkflecken an Töpfen: Zuerst den Topf mit heißem Wasser füllen, 1 Glas Apfelessig dazugeben und 2 Stunden einwirken lassen. Nach der Anwendung sind alle Kalkflecken verschwunden.

Waschmaschine regelmäßig entkalken: Eine Flasche Essig in die Waschmittelkammer geben. Waschprogramm mit der höchstmöglichen Temperatur wählen und ca. 30min. einwirken lassen.

Für mich persönlich ist die beste Anwendung von Essig, die Reinigung von Parkett- oder Laminatböden. Hiermit können Sie den Holzboden effektiv reinigen, ohne schreckliche Spuren auf der Oberfläche zu hinterlassen. Der Grund dafür ist, dass Essig die perfekte Konzentration von Essigsäure (30%) hat. Somit wird Ihr Boden sauber und es gibt keine sichtbaren Schlieren auf der Oberfläche. Oft enthalten Reinigungsprodukte chemische Zusätze, die den Boden schädigen können. Dies vermeiden Sie mit der Anwendung von Apfelessig als natürliches Reinigungsmittel.

Bevor Sie mit dem Reinigen des Holzbodens beginnen, müssen sie sicherstellen, dass der ganze Staub entfernt wird. Verdünnen Sie den Essig mit Wasser im Verhältnis 1 Tasse Apfelessig auf 2 Liter Wasser. Verteilen Sie einfach das Essigwasser mit einem Mopp über den Boden und wischen sie gründlich durch. Bei hartnäckigen Flecken kann man auch mit unverdünntem Essig reinigen. Sie brauchen keine Sorgen vor dem Geruch zu haben, denn dieser verfliegt nach kurzer Zeit wieder. Zudem hilft der Essig generell unangenehme Gerüche zu neutralisieren.

APFELESSIG ALS POLIERMITTEL

Eine weitere Anwendungsmöglichkeit von Apfelessig ist die Verwendung als Poliermittel. Wollen Sie zum Beispiel Silber reinigen, dann vermischen sie eine halbe Tasse Apfelessig mit 2 Esslöffeln Backpulver und legen das zu polierende Silber für ca. eine halbe Stunde in die Reinigungslösung.

Nach der Einwirkzeit das Silber einfach mit Wasser abspülen. Andere Metalle, wie Messing, Kupfer oder Edelstahl können mit einer Paste aus Salz und Essig im Verhältnis 1:1 gereinigt und poliert werden. Tragen Sie die Reinigungspaste auf die o.g. Metallobjekte auf und lasse diese einwirken. Nach ungefähr einer Stunde mit Wasser abspülen und trocknen lassen.

WÄSCHE

Sprühen Sie verschmutzte Wäsche vor dem Waschgang mit Apfelessig ein und lassen sie diese eine Nacht lang einwirken. Somit löst sich der Schmutz beim Waschen leichter. Schweißränder an T-Shirts oder Hemden lassen sich sehr leicht entfernen, wenn man sie über Nacht mit Apfelessig einweicht und sie dann anschließend wäscht. Ein Grund für mitunter raue oder harte Wäsche ist kalkhaltiges Wasser. Fügt man nun reinen, unverdünnten Apfelessig in die Kammer für den Weichspüler hinzu, wird Ihre Wäsche wieder schön weich und angenehm kuschelig.

Kennen Sie das? Weiße Wäsche bekommt mit der Zeit einen gräulichen Schleier. Dies kann mehrere Ursachen haben. Falsche Dosierung des Waschmittels führt mitunter dazu, dass Waschmittelreste für den Grauschleier verantwortlich sind. Verwenden Sie zu wenig Waschmittel, können Schmutzpartikel in den Fasern verbleiben und sich somit ein Grauschleier bilden. Ein weiterer Grund kann sein, dass kalkhaltiges Wasser für den Grauschleier verantwortlich ist. Lösung: Weichen Sie Ihre Wäsche in Essigwasser ein!

Entweder in einem Eimer über Nacht oder über die Vorwäschefunktion Ihrer Waschmaschine. Einfach statt Waschmittel, Essig in das entsprechende Fach der Waschmaschine hinzugeben.

Um Wäsche aufzufrischen und von unangenehmen Gerüchen zu befreien, können Sie auch Essigwasser (zu gleichen Teilen Essig mit Wasser) in eine Sprühflasche geben und damit das Kleidungsstück einsprühen. Im ersten Augenblick wird es unangenehm riechen, aber dieser Geruch verflüchtigt sich sehr schnell und danach werden alle schlechten Gerüche verschwunden sein. Nebenbei werden auch Knitter und Falten verschwunden sein.

TEPPICH REINIGEN

Eine professionelle Teppichreinigung ist teuer und sehr aufwändig. Sie können Ihren kurzflorigen Teppich aber auch einfach selber reinigen und die Farben mit Essigwasser wieder auffrischen. Dazu mischen Sie in einem Eimer, Wasser und Essig im Verhältnis von ungefähr 1:10, d.h. ca. eine Flasche Apfelessig auf einen Eimer Wasser.

Bevor Sie anfangen den Teppich zu reinigen, sollte dieser zuvor gut gesaugt werden. Benutzen Sie idealerweise ein fusselfreies Baumwolltuch für den Schrubber. Mit dem befeuchteten Tuch den Teppich abreiben. Achten Sie bitte darauf nicht zu viel Druck auf den Schrubber auszuüben. Zu viel Druck würde den Schmutz zu sehr in das Teppichgewebe hineindrücken und nicht komplett herausgewaschen werden. Nach der Behandlung werden Sie sehen, wie frisch die Farben wieder strahlen!

WEITERE ZUSÄTZLICHE ANWENDUNGEN

- Waschen von Obst und Gemüse: Zum Waschen von Obst und Gemüse taucht man einfach Äpfel etc. in eine Mischung aus 1:1 Wasser und Apfelessig um Bakterien und andere Keime zu vernichten.

- Ameisenbekämpfung: Da Ameisen über einen sehr guten Geruchssinn verfügen und keine starken Gerüche mögen hilft Apfelessig besonders gut. Einfach etwas Essig in die Bereiche träufeln, in denen die Ameisen vorkommen. Die Ameisen werden fortan die mit Essig versehenden Stellen meiden.

- Mücken und Zecken: Apfelessig, gemischt mit etwas Wasser, kann sowohl im Haus als auch im Freien helfen, Mücken mit diesem einfachen Mittel zu bekämpfen. Stellen Sie hierfür die Mischung in einer Schale möglichst nah an Ihren Aufenthaltsort auf. Auch gegen Zecken ist Apfelessig ein ausgezeichnetes Hausmittel. Den Apfelessig zu gleichen Teilen mit Wasser mischen und danach mit einem Tuch oder einem Wattebausch auf die betroffene Stelle auftragen. Der Essig lindert Schmerzen, Rötungen und desinfiziert die umgebende Haut.

- Blumen: Schnittblumen bleiben viel länger frisch, wenn man zwei Esslöffel Apfelessig und zwei Esslöffel Zucker in die Blumenvase gibt.

- Insektenstiche: Apfelessig wirkt abschwellend, kühlend, lindert den Juckreiz und hilft das Insektengift aufzulösen. Tragen Sie zeitnah nach dem Stich Apfelessig auf die schmerzende Stelle und wiederholen dies nach Bedarf mehrmals.

- gegen unangenehmen Raumgeruch: Grundsätzlich hat Essig eine desinfizierende Wirkung und hilft gegen unangenehme Gerüche. Mischen Sie einfach Essig mit Wasser im Mischungsverhältnis von 1:1. Wenn der Essiggeruch verschwunden ist, hat er somit auch die anderen Gerüche neutralisiert. In den meisten Fällen reicht eine Anwendung, nur bei sehr starken Gerüchen sollten Sie den Vorgang nach einiger Zeit wiederholen.

- Tapetenlöser: Um alte Tapete von den Wänden zu lösen, benötigen Sie keinen speziellen Tapetenlöser aus dem Baumarkt. Es reicht wenn Sie Apfelessig mit Wasser mischen und diese Mischung mit einer großen Bürste großzügig auf die alten Tapeten auftragen. So lassen sich diese ganz einfach von der Wand entfernen.

- Fenster streifenfrei: Einfach einen guten Schuss Apfelessig in das Putzwasser für die Fenster geben und diese werden streifenfrei sauber werden. Der Essig hilft, den Schmutz zu lösen und verhindert, dass sich Kalkablagerungen vom Putzwasser an der Scheibe anlagern.

- Schimmel-Ex: Ein sehr guter Anwendungsfall gegen Schimmel ist, wie könnte es anders sein, Apfelessig! Die Essigsäure tötet den Schimmel ab, wodurch er sich löst, und Sie ihn danach mühelos entfernen können. Haben Sie also Stellen, die von Schimmel befallen sind, wischen sie diese sorgfältig mit Apfelessig ab oder lassen sie diese in Apfelessig einwirken. Anschließend ist es sehr einfach die Flächen vom Schimmel zu befreien.

SEKTION 5: STELLEN SIE IHREN EIGENEN APFELESSIG SELBER HER

Apfelessig aus dem Supermarkt ist sehr günstig. Doch wer ein reines Bioprodukt möchte, der stellt seinen Apfelessig einfach selber her. Der selbstgemachte Apfelessig ist natürlich die gesündeste Form von Apfelessig, die Sie konsumieren können. Oft finden Sie Bio-Apfelessig nur in speziellen Bioläden und sind im in sonstigen Läden oft gar nicht zu finden. Die eigene Herstellung von Apfelessig ist zum Glück sehr einfach, nur etwas Geduld sollten Sie mitbringen. Folgend möchte ich Ihnen die verschiedenen Möglichkeiten zu Herstellung beschreiben.

APFELESSIG AUS DER SCHALE UND DEM KERNGEHÄUSE

Zutaten:

- Apfelschalen und Kerngehäuse
- Wasser

Lassen Sie die Apfelreste an der Luft liegen, bis sie durch den Sauerstoff braun geworden sind. Danach spült man ein Glasgefäß mit heißem Wasser aus, um Bakterienherde vorzubeugen.

Geben Sie nun die Apfelreste in ein Glas mit einer breiten Öffnung und füllen sie dieses mit abgekochtem und abgekühltem Wasser auf, bis alle Apfelstücke komplett bedeckt sind. Zum Schluss einfach das Glas mit einem Tuch abdecken und an einer dunklen und warmen Stelle ruhen lassen. Achten Sie darauf, dass das Glas keinem Sonnenlicht ausgesetzt wird. Es wird kein Deckel verwendet, da der Gärprozess Luft zum Atmen benötigt.

Der Inhalt wird sich nach ungefähr drei Tagen verdicken und

ein bräunlicher Schaum entsteht an der Oberfläche. Dies ist ein Anzeichen für den beginnenden Fermentationsprozess.

Rühren Sie jeden Tag die Mischung mit einem sauberen Löffel um, damit sich kein Schimmel an der Oberfläche bilden kann. Nach ca. 1 bis 2 Wochen können Sie den typischen Essiggeruch wahrnehmen. Nach der Wartezeit, entsteht an der Oberfläche die Essigmutter. Diese können Sie auch für den nächsten Gärprozess verwenden um den Prozess zu beschleunigen. Lassen Sie das Glas ungefähr einen Monat ruhen bis sie den Essig testen. Wenn er Ihnen geschmacklich noch nicht stark genug ist, können sie ihn ruhig noch etwas stehen lassen. Abschließend einfach durch ein Tuch oder Sieb gießen und in eine fest verschließbare, idealerweise dunkle, Flasche einfüllen.

Der Apfelessig ist nun fertig und kann verwendet werden.

HERSTELLUNG VON APFELESSIG AUS APFELSAFT

Zutaten:

- 5 Liter Apfelsaft (idealerweise frisch gepresst aus Bioäpfeln)
- 1 Flasche Reinzuchthefe
- 1 Hefenährsalztablette
- 500 ml Essigmutter
- Gärbehälter mit Gäraufsatz
- bauchiges Glasgefäß

Zuallererst muss der frische Apfelsaft vergoren werden. Hierbei entsteht der Apfelwein.

Der Unterschied zwischen der oben beschriebenen Essiggärung und der Weinvergärung ist der Sauerstoff.

Bei der Weinvergärung findet diese ohne Sauerstoffzufuhr statt. Ein Gärballon mit einem gebogenen und mit Wasser gefüllten Gärröhrchen ist daher unbedingt erforderlich. Um den Wein aus dem Apfelsaft herzustellen, wird der Apfelsaft in den Gärballon gefüllt und die Reinzuchthefe hinzugegeben. Lösen Sie parallel die Hefenährsalztablette mit wenig Wasser in einem Glas auf und geben sie diese anschließend ebenfalls in den Gärbehälter. Füllen Sie den Ballon zu etwa Zweidrittel auf, damit noch ausreichend Platz für die entstehenden Gase bei der Gärung bleibt. Sofort nach dem Befüllen muss der Behälter mit dem Gäraufsatz verschlossen werden und an einem trockenen Platz mit einer konstanten Temperatur (nicht über 22 Grad) aufgestellt werden.

Der Gärprozess dauert ungefähr 4 Wochen. Sie können dies daran erkennen, dass keine Bläschen mehr im Gärröhrchen aufsteigen. Der nun entstandene Apfelwein muss durch einen Kaffeefilter gegossen werden, damit aus dem trüben Apfelwein ein klarer Wein entsteht. Damit nun aus dem Apfelwein der Essig hergestellt werden kann, wird die Essigmutter benötigt. Allgemein gilt: pro 1 Liter Wein circa 100ml Essigmutter.

Wie die Essigmutter entsteht wissen Sie ja bereits. Sie können diese für den Prozess der Herstellung von Apfelessig wunderbar weiterverwenden. Gießen Sie den Apfelwein in ein bauchiges Glasgefäß und geben die Essigmutter hinzu. Damit der für die Essiggärung notwendige Sauerstoff eindringen kann, verschließen Sie das Gefäß nur mit einem Wattebausch. Stellen Sie abschließend das Glas an einem warmen Ort auf, damit die Essigbakterien wirken können. Jetzt dauert es ungefähr ein bis zwei Wochen bis der Apfelessig fertig zur Abfüllung ist. Dies erkennen Sie daran, dass der Essig einen säuerlichen Geruch hat. Nun sollten Sie den soweit fertigen Apfelessig noch zwei weitere Monate an einem kühlen Ort nachreifen lassen. Nach dieser Zeit können Sie ihn genießen. Wie schon gesagt, bringen sie bitte Geduld mit. Es lohnt sich aber auf jeden Fall, denn Ihr selbst hergestellter Apfelessig, ist mit keinem Essig aus dem Supermarkt zu ersetzen.

Ich möchte Ihnen zeigen, dass es eine Vielzahl an Variationen gibt, um Apfelessig selber herzustellen. Deswegen hier noch eine weitere Möglichkeit.

APFELESSIG AUS BRANNTWEINESSIG

Zutaten:

- 1 Liter Branntweinessig
- 4 Äpfel

Schälen und entkernen Sie die Äpfel. Anschließend in kleine Stücke schneiden und in ein bauchiges Gefäß geben. Füllen Sie das Gefäß mit Branntweinessig auf und verschließen sie dieses. 2 bis 3 Wochen an einem kühlen Ort ziehen lassen und schon bereits nach 3 Wochen können Sie den Apfelessig genießen. Die Apfelreste am Boden lassen den Essig weiter nachreifen und sind ein toller Hinweis darauf um welchen Essig es sich handelt.

SEKTION 6: REZEPT MIT APFELESSIG

ZAUBERTRUNK FÜR IHRE GESUNDHEIT

- besteht aus: Wasser, Apfelessig, Zitrone und Cranberrysaft

Wirkung:

- Unterstützt die Verdauung
- Reguliert den Blutzuckerspiegel
- Wirkt antioxidativ
- Filtersystem für Leber und Nieren
- Reguliert den Cholesterinspiegel
- Harmonisierung der Blutfettwerte
- Entzündungshemmende Wirkung

Am besten nehmen Sie lauwarmes Wasser, da dieses Wasser

am nächsten an unsere Körpertemperatur kommt und demzufolge die Wirkung sehr unterstützend für die Verdauung ist.

Man nehme weiter eine halbe Zitrone und presse diese aus. Nehmen Sie qualitativ hochwertigen Apfelessig und Cranberrysaft. Der Cranberrysaft sollte idealerweise der Muttersaft sein, naturtrüb und ohne Zuckerzusatz.

- 100-200ml warmes Wasser

- Saft einer halben Zitrone

- 1-2 Teelöffel Apfelessig

- 1-2 Teelöffel Cranberrysaft

Mischen Sie alles gut zusammen und konsumieren sie den Trunk jeden Morgen auf nüchternen Magen. Natürlich kann er auch weiter durch den Tag konsumiert werden. Idealerweise vor den Mahlzeiten.

Versuchen Sie daraus eine Gewohnheit werden zu lassen, den Trunk jeden Tag zu sich zu nehmen.

GESUNDES APFELESSIG-HONIG GETRÄNK

Das schnellste Allround-Getränk für jeden Morgen ist der „Guten Morgen Power-Trunk"!

Einfach 1 Glas Wasser mit 2 Teelöffeln Apfelessig und 1-2 Teelöffeln Honig vermischen.

Diesen Power-Trunk einfach jeden Morgen auf nüchternen Magen in kleinen Schlucken trinken, um gesund und fit in den Tag zu starten.

FAZIT: APFELESSIG IST EIN TAUSENDSASSA!

Apfelessig ist ein preiswertes und vor allem wertvolles Hausmittel welches Sie täglich nutzen können.

Ob für Ihre Gesundheit, als Kosmetik oder Medizinprodukt und sogar als Reinigungsmittel im Haushalt – kaum eine andere Substanz lässt sich so vielseitig einsetzen wie Apfelessig. Und das Schönste daran: Dieser natürliche Tausendsassa hilft für ein gesundes Wohlbefinden!

Vielen Dank für Ihre Zeit!

Lieber Leser!

Nochmal herzlichen Dank für Ihren Kauf.

Ich habe eine kleine Bitte an Sie:

Produktrezessionen sind die Grundlage für unseren Erfolg auf Amazon und daher würde ich Sie sehr bitten mir Feedback zu diesen Buch in Form einer Rezession zu geben.

Vielen Dank!

Printed in Poland
by Amazon Fulfillment
Poland Sp. z o.o., Wrocław

60319037R00061